AF475478

CONTRIBUTION

A

L'ANALYSE CHIMIQUE

DES VINS

PAR

M. Georges KRECHEL
CHIMISTE
à la Sucrerie d'Épernay

M. Charles REMY
PHARMACIEN
à Épernay

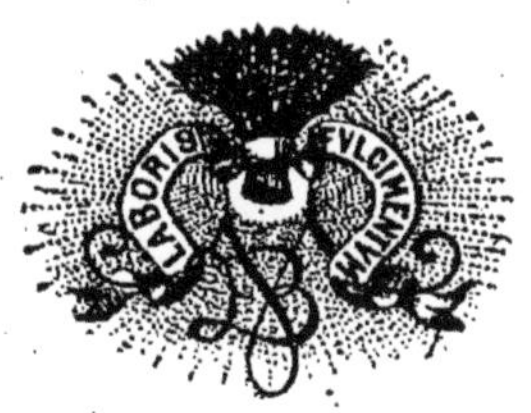

REIMS

MATOT-BRAINE, IMPRIMEUR-LIBRAIRE-ÉDITEUR
Henri MATOT, Fils et Successeur
6, Rue du Cadran-Saint-Pierre, 6

1890

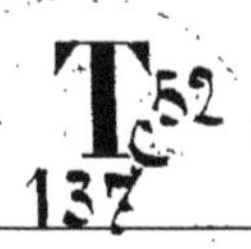

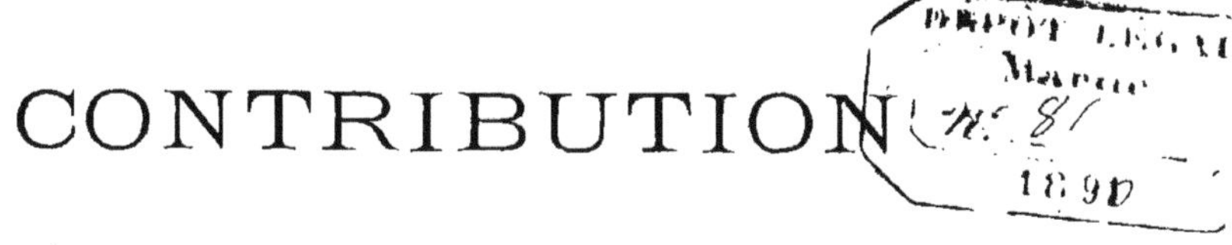

CONTRIBUTION

A

L'ANALYSE CHIMIQUE

DES VINS

PAR

M. Georges KRECHEL
CHIMISTE
à la Sucrerie d'Épernay

M. Charles REMY
PHARMACIEN
à Épernay

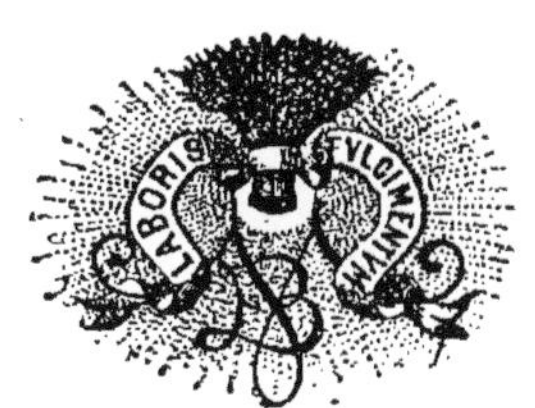

REIMS
MATOT-BRAINE, IMPRIMEUR-LIBRAIRE-ÉDITEUR
Henri MATOT, Fils et Successeur
6, Rue du Cadran-Saint-Pierre, 6

1890

CONTRIBUTION

A

L'ANALYSE CHIMIQUE DES VINS [1]

Bien que la question que nous abordons ici ait déjà été traitée de main de maître par MM. Armand Gauthier, Emile Viard, Fauré, Moitessier, Lajoux, Robinet, etc., etc., nous avons pensé qu'en un sujet aussi délicat, il n'y avait pas d'observation dont l'importance fut négligeable. Tout en demandant à ceux qui nous ont précédé dans cette voie, de vouloir bien nous accorder toute leur indulgence, nous nous permettons de donner le résultat de nos travaux sur une matière délicate. et dont l'étude s'impose de plus en plus, en raison des fraudes éhontées auxquelles se livrent certains négociants peu scrupuleux ; car le soin principal de ces commerçants n'est pas de livrer des marchandises saines et salubres, mais bien de dérouter les experts et les parquets chargés de les juger.

Nous déclarons ici que dans ces temps derniers (février et mars 1890), nous avons eu l'occasion d'analyser quantité de liquides dénommés vins, dont la moitié au moins étaient falsifiés d'une façon grossière : un quart l'étaient d'une façon plus ou moins adroite, et un quart seulement, acceptables sous le rapport de la composition. (Nous ne parlons pas ici de la dégustation, qui du reste doit, sous le rapport de la valeur du vin, être entièrement considérée à part de l'analyse chimique proprement dite).

(1) En vente chez M. Rémy, 14, rue Flodoart, à Épernay. — Prix : 1 fr.

Ces vins étaient des provenances les plus diverses : nous en avons fait saisir quelques-uns, d'autres ont été l'occasion d'arrangements à l'amiable.

Nous ferons remarquer à ce sujet que les intermédiaires, les négociants, sont le plus souvent victimes des producteurs. Telle maison achète ses vins dans le Midi ; le viticulteur lui livre des produits sophistiqués ; vins pétiotisés, vins glucosés, vins gallisés, etc., etc.

Une analyse sommaire, faite dans certaines conditions défavorables, analyse dont le plus grand défaut est d'être très incomplète, le rassure sur la qualité de sa marchandise.

Mais le même liquide, arrivant plus tard entre les mains d'un autre chimiste, il peut se faire que celui-ci, poussant plus loin ses investigations, découvre une sophistication.

De ce fait, peuvent survenir de graves ennuis, des procès, une foule d'inconvénients de toute nature pour l'intermédiaire qui, somme toute, n'est que la victime d'un individu plus roué que lui.

L'analyse chimique des vins est délicate : elle est complexe ; et (c'est là le malheur) nécessite, pour être sérieuse, passablement d'habitude et de travail. En sorte que, celui qui n'en fait pas souvent et qui n'est pas outillé en conséquence ne peut pas fournir de conclusions inattaquables.

Les travaux extrêmement intéressants de M. Armand Gauthier ont prouvé qu'il était assez facile de reconnaître le mouillage dans un vin. La somme alcool-acide, qui doit atteindre le chiffre de 13 gr. par litre, est devenue classique.

Le rapport de l'alcool à l'extrait, fournit aussi pour le vinage des indications très nettes.

Mais il y a bien d'autres fraudes qui n'ont été qu'indiquées, et qui, pour être décelées, nécessitent des opérations complexes inaccessibles à bien des chimistes. Les observations polarimétriques après dialyse, indiquées par Neubauer, tendraient à prouver que les Allemands, qu'on vante toujours quand il s'agit de science, et qu'on vante bien plus qu'ils ne le méritent, n'ont pas souvent d'analyses à faire et qu'ils ne sont pas pressés quand ils en font. Au reste, le polarimètre, même dans ce cas, ne peut pas donner une certitude, mais seulement une indication.

Or on ne peut pas faire condamner un négociant sur une donnée aussi peu sérieuse.

Nous avons recherché un moyen pratique et rapide d'arriver au même but avec plus de précision.

Nous avons pensé qu'il y avait grand intérêt à rechercher dans les vins, s'ils avaient été soumis notamment à deux opérations, lesquelles dans ces derniers temps ont souvent été pratiquées : nous voulons parler du pétiotisage et de l'addition de glucose.

Le pétiotisage est, comme on le sait, l'opération qui consiste à ajouter, après la première cuvée, une certaine quantité de sucre cristallisable aux marcs, pour provoquer une fermentation, laquelle produit de l'alcool, de la glycérine, de l'acide succinique : en même temps, une quantité d'extrait (tannins, etc., etc.) se dissout, et l'on obtient une piquette, assez convenable, mais qui n'est pas du vin : c'est du vin *par procédé* ou pétiotisé.

Cette opération n'a rien d'illicite en elle-même. Mais l'addition d'un pareil vin à du vin de raisin frais, doit être considérée comme une fraude si le liquide est vendu sous le nom de *vin*. Le seul liquide qui puisse porter légitimement le nom de vin, ne peut être que le produit de la fermentation naturelle du jus de raisin frais.

Le glucose se trouve ajouté, dans les vins, de différentes manières.

On peut, en effet, au lieu de faire des vins de seconde cuvée avec du sucre cristallisable, employer du glucose commercial et procéder de même. Cette addition de glucose a des inconvénients que ne possède pas le sucre cristallisable. En effet, les glucoses du commerce sont assez souvent arsénicaux : ce fait provient de ce que la saccharification se fait à l'aide d'acide sulfurique ; or ce dernier s'il est fabriqué avec de certaines pyrites, comme celles de Meggen, en Westphalie, par exemple, contient de notables proportions du redoutable métalloïde. Le glucose peut également être apporté par certains vins *dits de raisin sec*.

Depuis plusieurs années, les producteurs de vins, afin de remédier à la perte de nos vignobles les plus estimés, et, cherchant les moyens de combler la différence de production que le phylloxéra vastatrix avait réduite dans une si large proportion, eurent l'idée de fabriquer une mixture décorée du nom de vin, qui provenait de la fermentation d'un mélange de raisins de Corinthe (ou d'autres baies analogues) et d'eau.

Différentes formules ont été données pour diminuer les prix de revient, et finalement, on en est arrivé à falsifier même le vin de raisin sec, qui lui-même n'était qu'un pis aller.

C'est ainsi qu'on en fit des vins de deuxième cuvée. A cet effet, les baies de Corinthe ayant servi une première fois, furent desséchées : puis imbibées d'un sirop de glucose commercial plus ou moins bien préparé : desséchées à nouveau et enfin vendues sous le nom d'Alexandrettes.

Les vins de raisin sec n'étant pas *rouges*, il fallut les rougir. Après avoir additionné ces boissons avec de gros vins, de vins du Midi fortement cuvés, de vins d'Espagne, etc., etc., on en est arrivé aux teintes de Fismes, aux mures, aux jus de betteraves, aux phytolacca décandra, etc., etc. Maintenant la cochenille même semble *trop chère* aux falsificateurs.

Comme il est facile d'en juger par cet aperçu cependant

bien incomplet, le sirop de glucose peut avoir été ajouté dans les vins de beaucoup de manières ; mais il ne doit jamais se trouver dans un vin naturel.

Les vins naturels ne contiennent pas de sucre cristallisable (saccharose), mais ils peuvent contenir du glucose (sucre de raisin), et si l'on peut toujours retrouver plus ou moins facilement le sucre cristallisable, la présence du glucose ne saurait, à elle seule, être une preuve de sophistication.

Mais il existe toujours, dans les sirops de glucose, ou dans les glucoses massés du commerce, une certaine quantité de dextrine, non transformée : cette dextrine résiste à la fermentation ; elle reste inaltérée dans le liquide.

On peut la mettre en évidence : et cette dextrine étant étrangère au vin naturel, permet de conclure, lorsqu'on la rencontre, à l'addition de sirop de glucose, ou de glucose massé, ajouté directement, ou apporté par une addition de vin de raisins secs glucosés dits Alexandrettes.

Quant au sucre cristallisable, il en reste toujours une certaine quantité plus ou moins grande, dans les vins pétiotisés, et sa présence révèle la sophistication.

Nous mettons le sucre cristallisable et la dextrine en évidence à l'aide de diverses interversions en présence de différents acides. Ce procédé, dont la première idée revient à Henri Pellet, et qui fut appliqué à l'analyse de certains laits par l'un d'entre nous dans un travail présenté le 13 août 1883 à l'Académie des sciences, nous a paru constituer une méthode très simple et très rapide de recherche.

Les matières réductrices contenues dans les vins, se mesurent d'ordinaire en bloc, sous le nom de glucose.

A cet effet, l'on ajoute à quelques centimètres cubes de vin du noir animal en poudre fine, après l'avoir neutralisé avec du carbonate de soude : puis on filtre. Le vin décoloré est placé dans une burette graduée à divisions espacées, et l'on réduit avec ce liquide 1, 2 ou 5^{cm^3} de liqueur de Fehling.

Un calcul proportionnel permet d'arriver à connaître le pourcentage.

Dans cette opération, on a utilisé, pour réduire la liqueur de Fehling, diverses substances réductrices mal définies et peu étudiées.

Si l'on recommence l'opération, mais en traitant le vin par le sous-acétate de plomb liquide, le glucose seul reste en dissolution : et l'on peut, par la différence entre les volumes de liquide employés pour réduire la liqueur de Fehling, connaître la quantité de *glucose réel* et de *matières réductrices indéterminées*, contenues réciproquement dans le vin.

Dans ces deux opérations, le sucre cristallisable et la dextrine *n'ont pas réduit* la liqueur bleue.

Mais si, à une partie de la liqueur ci-dessus (vin soumis à l'action de l'acétate de plomb), on ajoute de l'acide acétique et que l'on abandonne au bain-marie pendant une heure, le sucre cristallisable s'intervertit ; il devient apte à réduire la liqueur de Fehling : et son action réductrice s'ajoutant à celle du glucose, donne une différence de volume qui permet d'évaluer le sucre cristallisable.

Enfin, en substituant à l'acide acétique, dans l'opération précédente, de l'acide sulfurique, on arrive à intervertir à la fois le sucre cristallisable et la dextrine.

On voit qu'avec le même réactif, si l'on possède les appareils nécessaires pour doser les sucres par interversion (ballons jaugés, pipettes, etc.), il est facile de retrouver, en peu de temps, deux des fraudes les plus fréquentes, le pétiotisage et l'addition de glucose.

Ceci posé, voici comment nous proposons de procéder à l'analyse *sommaire* d'un vin donné :

1° L'alcool est recherché par distillation, à l'aide d'un

alambic de Salleron, ou d'un appareil analogue. Ce procédé est bien connu, et il est inutile de le recopier ici ;

2° L'alcool en volume, multiplié par 0,800, donne l'alcool en poids ;

3° Le distillat, refroidi à + 15, est utilisé pour le dosage de l'extrait. A cet effet, on en prend la densité exacte, soit à l'aide d'un densimètre spécial à divisions très écartées, soit (et cela est éminemment préférable) à l'aide de la balance de *Mohr-Westphall.*

On prend de la même façon la densité du vin pur, et la formule suivante donne de suite le moyen de calculer l'extrait sec, contenu dans un litre de vin :

$$P = 2.062 \ (D - D')$$

P = Poids de l'extrait.
D = Densité du vin pur à + 15° centigrades.
D' = Densité du mélange d'eau et d'alcool à + 15°.

4° L'acidité totale se dose à l'aide d'une liqueur alcaline de potasse pure titrée $\frac{N}{20}$. On opère sur 5^{cm3} de vin pur, qu'on étend d'eau pour la commodité. Le virage au vert indique la fin de l'opération, qui ne nécessite nullement l'emploi d'indicateur (phénolphtaléine, tournesol, etc., etc.) au moins pour les vins rouges ; (1)

5° Le bitartrate de potasse se dose sur 50^{cm3} de vin auxquels on ajoute 100^{cm3} d'alcool à 90° et 100^{cm3} d'éther sulfurique ordinaire.

Le lendemain, on filtre : on lave le dépôt qui s'est attaché au verre à l'aide d'un jet de pissette d'alcool-éthéré et lorsque tout le liquide est filtré, on reporte le filtre lui-même sur lequel un peu de bitartrate a été entraîné, sur le verre où se trouve le dépôt.

Alors on lave à l'eau bouillante pour faire entrer en dissolution tout le bitartrate qui se trouve alors réuni.

(1) Toutefois certaines colorations artificielles nécessitent l'emploi des indicateurs, et même l'essai à la touche.

La liqueur alcaline $\frac{N}{20}$ sert encore cette fois à titrer l'acidité.

Le volume de liquide alcalin multiplié par 0,09405 fournit le bitartrate.

6° Les matières réductrices sont dosées par le procédé François, trop connu pour que nous ayons à nous y apesantir. Il consiste à déterminer sur le vin décoloré par le noir animal, les matières qui réduisent la liqueur de Fehling, en les calculant en glucose.

On procède ensuite à une seconde opération, mais en précipitant, à l'aide du sous-acétate de plomb, les matières tanniques et autres.

A cet effet, on prend 100^{cm3} de vin. On y ajoute la quantité de sous-acétate de plomb (solution concentrée) nécessaire à la précipitation de tout ce qui peut se précipiter ; puis, l'action du réactif étant complète (ce dont on s'assure en filtrant une petite portion du liquide bien agité, et en essayant si le sous-acétate produit encore un certain effet), on ajoute assez d'une dissolution saturée de sulfate de soude pour précipiter tout le plomb qui reste en excès dans la liqueur. Enfin on filtre le tout, et l'on forme, avec les eaux de lavage, le volume de 200^{cm3}.

On remplit de ce liquide une burette graduée à divisions espacées, et l'on essaye avec 2^{cm3} de liqueur de Fehling, combien il faut de liquide pour arriver à la décoloration exacte. Nous ne donnons pas ici les détails de cette opération, qui se trouvent dans tous les ouvrages spéciaux, notamment dans l'ouvrage de chimie analytique de Georges Krechel, travail couronné par la Société industrielle du Nord de la France à Lille. (1)

On évalue en glucose, et l'on ramène par le calcul à un litre de vin.

(1) *Choix de méthodes analytiques des substances qui se rencontrent le plus fréquemment dans l'industrie*, par Georges Krechel, chimiste. 1 vol, in-16. Carré, éditeur, 54, rue St-André-des-Arts, Paris.

Dans cette opération, le sucre de raisin (glucose réel) non transformé par la fermentation doit seul réduire la liqueur bleue, et le chiffre est d'autant plus élevé que la fermentation a été arrêtée plus tôt. Mais cependant, si l'on a, par un des moyens indiqués plus haut, ajouté du sirop de glucose au vin, ce glucose ajouté réduit également la liqueur bleue.

Le liquide préparé avec le vin, et amené au volume de 200^{cm3}, sert encore à faire les deux inversions dont nous avons parlé.

A cet effet, on en prélève 50^{cm3} dans deux ballons jaugés de 100^{cm3}. Au premier, on ajoute 20^{cm3} d'acide acétique cristallisable ; au second, 1^{cm3} d'acide sulfurique pur.

On ajoute de l'eau distillée pour former environ 80 à 85^{cm3}, et l'on porte au bain-marie pendant environ une heure et demie.

On laisse refroidir les deux essais. On ajoute de l'eau pour former, à $+ 15°$ centigrades, le volume de 100^{cm3}, et l'on opère successivement avec les liquides intervertis, comme l'on a fait précédemment pour décolorer la liqueur bleue.

On opère toujours soit sur 2^{cm3}, soit sur 5^{cm3}, suivant la richesse des liquides en sucres.

Si dans ces conditions la décoloration nécessite l'emploi de volumes différents de liqueur, on défalque ceux-ci l'un de l'autre et l'on calcule à l'aide des multiplicateurs appropriés, la quantité, par litre de vin, que celui-ci contient des différents sucres cherchés.

Les dilutions que nous indiquons étant différentes, il faut d'abord amener les chiffres obtenus à des dilutions identiques. Pour cela on divise par deux le volume de liqueur employé dans les opérations qui ont comporté l'emploi de la dilution de 100^{cm3} de vin à 200^{cm3} ; et par quatre si la dilution à 200^{cm3} a elle-même été diluée au double de son volume. Car il est bien évident que l'on emploie d'autant moins de liqueur sucrée que la dilution de celle-ci est moins grande.

Les dilutions étant ainsi ramenées au vin normal (100^{cm3}) on calcule de suite en glucose les différents chiffres obtenus. Puis, on retranche le premier du second et le second du troisième (en supposant que les chiffres obtenus soient différents).

Le premier (opération sans inversion) donne le glucose réel.

La différence entre le premier et le second multipliée par 0.95, donne le sucre cristallisable.

La différence entre le deuxième et le troisième multipliée par 0.868, donne la dextrine.

On rapporte par le calcul à un litre de vin.

CONCLUSIONS

Les quelques essais que nous indiquons peuvent se faire en quelques heures. Ils ne nécessitent qu'un outillage très ordinaire, mais ils demandent par contre une assez grande habileté de manipulation ; l'usage de la liqueur de Fehling, qui n'a l'air de rien, est très délicat ; nous ne saurions trop engager les chimistes qui emploieront notre méthode, à ne pas se contenter d'une décoloration approximative ; il faut répéter plusieurs fois le même essai (ce qui ne demande que quelques minutes) et ne conclure qu'après plusieurs expériences.

Les résultats obtenus permettent alors d'établir les chiffres suivants :

1° La somme alcool-acide.

On sait d'après les jolis travaux d'Armand Gauthier que la somme de l'alcool en volume, et de l'acide calculé en acide sulfurique monohydraté doit être de 13 au minimum, à part pour certains aramons, qui peuvent par exception ne donner que 12.5 — limite extrême —. Un vin peut nettement être déclaré mouillé, si ces limites ne sont pas atteintes.

2° Le rapport de l'alcool à l'extrait (alcool en poids, par litre, divisé par l'extrait sec).

Ce rapport doit être de 3 à 4. Au-dessus de 4 et demi, le vinage est absolument certain.

3° Le glucose ajouté sous forme de sirop de glucose ou son équivalent, se calcule facilement.

En effet : les sirops de glucose du commerce à 36° B, renferment en moyenne d'après Henri Pellet :

Glucose	29.45 0/0
Dextrine	30.30 0/0

La dextrine trouvée est donc multipliée par 3.30 ; le produit égale le sirop de glucose à 36° Baumé (ou son équivalent s'il est à 40°, où si c'est le glucose massé qui a été utilisé).

Le chiffre trouvé comme sirop de glucose étant multiplié lui-même par 0.2945, donne le glucose apporté par l'addition du produit commercial.

Retranchant ce glucose du glucose total, on a celui que le raisin lui-même a fourni, et qui n'a pas été transformé par la fermentation.

Nous n'avons pas parlé du plâtrage. Une analyse sommaire de vin comporte encore, il est vrai, l'épreuve par la liqueur de Marty. Mais nous n'avons pas intention de traiter ce point qui, du reste, a été clairement élucidé. Cependant, il faut se rappeler que, si l'on constate une quantité de plâtre appréciable, il y a lieu d'en tenir compte pour le calcul de la somme alcool-acide.

Le pétiotisage ressort évidemment de l'addition de sucre cristallisable. Or, nous avons donné le moyen de le découvrir.

Nous avons étudié forcément la coloration artificielle des vins dans les analyses assez nombreuses qui nous sont passées par les mains. Mais nous ne voulons pas actuellement présenter ici un travail incomplet, et nos études sur ce point n'étant pas terminées, nous préférons passer sous silence cet intéressant article. Cependant, pour prendre date, qu'il nous soit permis de dire que nous avons trouvé un excellent réactif dans l'*étain métallique*.

Quelques centimètres cubes de vin, portés à l'ébullition en présence de papier d'étain pur, ou de grenaille d'étain, et maintenus à 100° pendant quelque temps, donnent une coloration qui diffère essentiellement suivant que le vin est naturel ou non.

Enfin nous avons essayé un procédé dû à M. Bourgeois, négociant en vins d'Epernay, procédé d'une extrême simplicité, et qui donne dans bien des cas des indications précieuses.

Ce procédé est basé sur ce fait, que l'œnoline ou matière colorante naturelle du vin est la même dans tous les vins : or, à quelque état de dilution qu'elle appartienne, si cette dilution est la même, l'intensité colorante doit être également la même. Pour les matières colorantes artificielles, leur intensité ne reste pas identique à celle du vin naturel, si la dilution est changée ; en d'autres termes, elles sont ou plus *colorantes*, ou moins *colorantes* que l'œnoline.

Si donc on compare un vin *type* dont la coloration est naturelle, avec un vin donné ; que l'on ramène la coloration à la même intensité à l'aide d'eau distillée ; qu'ensuite on ajoute *à tous les deux* dans des tubes de verre égaux de diamètre, et absolument semblables, d'abord 5^{cm3} d'eau, puis 10^{cm3}, puis 15^{cm3}, puis 20^{cm3} : si le vin essayé est naturel, et que sa coloration n'ait pas été frelatée, l'intensité dans *tous les cas sera la même.*

S'il en était autrement, il y aurait lieu de pousser plus loin les investigations, et l'on serait fondé à croire qu'une coloration artificielle est intervenue.

Il va sans dire que ce procédé n'est pas d'une précision mathématique : mais, il peut rendre de bons services entre les mains d'un praticien exercé, appelé à l'utiliser journellement.

M. Bougeois, nous en sommes certains, nous pardonnera d'avoir inséré dans notre travail, le résultat de ses recherches à ce sujet.

Reims. — Imprimerie MATOT-BRAINE (Henri MATOT, Fils & Successeur), éditeur de l'*Annuaire de Reims, de la Marne, de l'Aisne et des Ardennes*, rue du Cadran-Saint-Pierre, 6. — *Usine à vapeur.* — TÉLÉPHONE.

37

BIBLIOTHEQUE NATIONALE DE FRANCE
3 7531 04114252 3

www.ingramcontent.com/pod-product-compliance
Ingram Content Group UK Ltd.
Pitfield, Milton Keynes, MK11 3LW, UK
UKHW020226200726
13856UKWH00004B/1618

9 782011 924445